AF609930

# MATÉRIALISATION

DE LA

# CLIMATOLOGIE MÉDICALE

NÉCESSITÉ DE FAIRE L'ÉTUDE DES ÉLÉMENTS CLIMATÉRIQUES
EN EUX-MÊMES
DANS LEUR ORIGINE, DANS LEUR MODE D'ÉVOLUTION ET DANS LEURS EFFETS
POUR MATÉRIALISER LA CLIMATOLOGIE MÉDICALE
ET PRÉCISER LES INDICATIONS CLIMATOTHÉRAPIQUES

PAR

**Le Dr F. CHIAIS**
De Menton.

Communication faite au Congrès de Grenoble
(Octobre 1902)

GRENOBLE
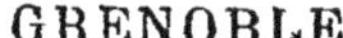
IMPRIMERIE ALLIER FRÈRES
26, Cours de Saint-André, 26
1903

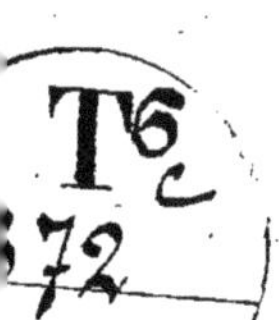

# MATÉRIALISATION

DE LA

# CLIMATOLOGIE MÉDICALE



NÉCESSITÉ DE FAIRE L'ÉTUDE DES ÉLÉMENTS CLIMATÉRIQUES
EN EUX-MÊMES
DANS LEUR ORIGINE, DANS LEUR MODE D'ÉVOLUTION ET DANS LEURS EFFETS
POUR MATÉRIALISER LA CLIMATOLOGIE MÉDICALE
ET PRÉCISER LES INDICATIONS CLIMATOTHÉRAPIQUES

PAR

**Le Dr F. CHIAIS**

De Menton.

**Communication faite au Congrès de Grenoble**

**(Octobre 1902)**

GRENOBLE
IMPRIMERIE ALLIER FRÈRES
26, Cours de Saint-André, 26

1903

# MATÉRIALISATION DE LA CLIMATOLOGIE MÉDICALE

## Nécessité de faire l'étude des éléments climatériques en eux-mêmes dans leur origine, dans leur mode d'évolution et dans leurs effets pour matérialiser la climatologie médicale et préciser les indications climatothérapiques

La climatologie médicale base l'étude directe et l'étude comparée des climats sur les moyennes. Mais les moyennes sont un point de départ vague et incertain. Elles font perdre de vue la constitution vraie, le mode d'être réel des éléments climatériques. Si le climat moyen pouvait être réalisé, pour que l'homme pût y vivre, ce climat n'exercerait pas sur lui les actions qu'exercent les divers éléments des moyennes tels qu'ils existent dans la nature. Cette constatation impose au médecin l'étude même des éléments climatériques dans leur constitution, dans leur origine, dans leur évolution et dans leurs influences réciproques. Avec les moyennes on n'étudie que des êtres inexistants, des êtres de raison. En étudiant les éléments climatériques en eux-mêmes on étudie des êtres réels, des êtres matériels.

Lorsqu'on aborde l'étude directe des éléments climatériques, on se trouve tout d'abord devant une variabilité incessante qui déconcerte et qui semble les soustraire à des lois régulières. C'est pour les fixer qu'on se croit obligé de recourir à la méthode des moyennes. Cette variabilité est toute de surface. Les lois qui les régissent se manifestent à l'observateur quand il fixe, au jour le jour, par des graphiques les éléments des moyennes. Je l'ai démontré dans mon étude sur le climat de Menton.

Les éléments climatériques n'ont pas tous même origine. Il en est qui tiennent aux conditions locales géographiques et géologiques ; il en est qui sont apportés de loin. On pourrait appeler les premiers, les éléments par conditions statiques, et les seconds, les éléments par conditions dynamiques. Les deux variétés de conditions, en associant leur mode d'action, ne font pas perdre aux éléments leurs caractères d'origine.

Les conditions statiques d'un climat tiennent à la situation géographique et à la constitution et à la composition du sol et du sous-sol. Elles agissent sur la densité de l'air et sur la composition même de l'air. La densité de l'air est réglée par la hauteur barométrique. La composition de l'air est spécifiée par les modes d'être de l'état hygrométrique absolu et de l'état hygrométrique relatif.

Les conditions dynamiques d'un climat sont régies par la nature et l'intensité des courants atmosphériques qui apportent dans le climat leurs caractères d'origine et, par conséquent, la composition spéciale de leur air. Les caractères d'origine se révèlent dans l'étude de leur température et surtout dans l'étude de leur état hygrométrique absolu ou, autrement dit, dans la détermination quantitative de la vapeur d'eau invisible qu'ils contiennent.

L'étude directe des éléments constitutifs d'un climat et de leur influence réciproque nous démontre que la chaleur, la lumière, l'électricité, le son ne se propagent pas de la même manière dans l'air de chaque climat. Le pourquoi des diversités de propagation est facile à saisir : tous les climats n'ont pas un air de même composition et de même constitution. Avec les hauteurs la densité diminue. Avec les variations de la quantité de vapeur d'eau invisible la composition se modifie. Les modifications de composition tiennent à l'état du sol et du sous-sol, aux saisons et aux substitutions d'atmosphère que les courants atmosphériques entraînent.

En climatologie médicale ce qui appelle l'attention du médecin c'est surtout le mode d'être thermique d'un climat. Où trouver la raison d'être spécifique thermique de chaque climat ? On la trouve dans la composition spéciale de leur air que leur fait leur état hygrométrique absolu et leur état hygrométrique relatif. La capacité calorifique de l'air d'un climat et son évolution thermique varient avec les variations quantitatives de la vapeur d'eau invisible et avec la densité de cette vapeur. Par l'examen des moyennes on n'arrive pas à établir une corrélation directe de cause à effet entre les phénomènes thermiques et les états hygrométriques absolu et relatif. On établit facilement cette corrélation par l'étude comparée de leur évolution quand on les fixe sur des graphiques au jour le jour.

Les influences locales, les influences saisonnières et les influences des courants, qui réalisent les substitutions d'atmosphère, évoluent suivant des modes réguliers. Leurs effets thermiques sont toujours de même caractère.

Dans l'étude sur les états thermiques d'un climat, l'attention doit se porter sur les degrés du thermomètre et sur la capacité calorifique de son air. Deux airs sous même pression qui ont même degré thermométrique ne contiennent la même quantité de chaleur que s'ils ont même degré d'humidité relative et que s'ils contiennent la même quantité de vapeur d'eau à l'état invisible. S'ils contiennent des quantités de vapeur d'eau invisible différentes, c'est l'air qui contiendra le plus de cette vapeur invisible qui contiendra le plus de chaleur latente. Ce dernier a une capacité calorifique plus grande. C'est sur la chaleur rayonnante que se fait surtout sentir l'action de la vapeur d'eau invisible. La chaleur rayonnante n'est pas absorbée et elle n'est pas rayonnée en quantité égale par les airs de composition hygrométrique différente. La capacité calorifique de l'air d'un pays, d'une région des divers pays comme des diverses régions, varie en proportion directe de la quantité de vapeur d'eau invisible qu'il contient.

La capacité d'absorption pour la chaleur rayonnante est presque nulle pour l'oxygène et l'azote mélangés dans les proportions où ces gaz se trouvent dans l'air atmosphérique si le mélange est absolument privé de vapeur d'eau invisible. Il en est de même de leur pouvoir rayonnant, car ils ne communiquent facilement leur mouvement calorifique que quand ils sont vernis par la vapeur d'eau invisible, comme dit Tyndall ; c'est-à-dire que quand leur mouvement calorifique est transmis par l'intermédiaire de la vapeur d'eau invisible.

L'air atmosphérique contient toujours de la vapeur d'eau invisible. Mais il contient cette vapeur d'eau invisible en quantités très variables. De cette variabilité quantitative de la vapeur d'eau invisible découlent les variabilités d'effet absorbant et d'effet rayonnant de la chaleur de l'atmosphère.

La capacité d'absorption pour la chaleur rayonnante et le pouvoir rayonnant de l'air atmosphérique sont proportionnels aux deux faits de constitution et de composition qui tiennent, l'un à la quantité absolue ou totale de sa vapeur d'eau invisible, l'autre à la densité de cette vapeur.

La quantité absolue de vapeur d'eau invisible de l'air est révélée par le chiffre de la tension de la vapeur d'eau.

La densité de la vapeur d'eau invisible de l'air est donnée par le degré d'état hygrométrique relatif.

Le rayonnement du calorique se fait de molécule à molécule de vapeur : la déperdition est lente quand le nombre de molécules de vapeur d'eau est élevé et quand les molécules sont rapprochées. Les deux modes peuvent agir simultanément ou agir séparément. La déperdition du calorique que contient la vapeur d'eau invisible est lente parce que, comme Kirchoff l'a démontré, la vapeur d'eau est un écran particulièrement opaque pour les radiations issues de ces mêmes vapeurs.

La quantité de chaleur nécessaire pour élever de 1 degré la température d'un mètre cube d'air croît avec la quantité de vapeur d'eau invisible que le mètre cube d'air contient. Réciproquement, le mètre cube d'air qui baisse de 1 degré centigrade abandonne d'autant plus de chaleur qu'il contient plus de vapeur d'eau invisible. S'il se réchauffe plus lentement, il se refroidit aussi plus lentement.

Les actions variées que nous venons d'énumérer du calorique de l'air et du calorique dans l'air, et qui sont sous les dépendances des quantités variables de la vapeur d'eau invisible qu'il contient, et des modes variables suivant lesquels il la contient, donnent la clé des caractères spécifiques au point de vue thermique de chaque climat.

Les déterminations des trois termes : degré de température, quantité absolue de vapeur d'eau invisible et quantité d'humidité relative sont des plus faciles. Elles nous sont données toutes les trois par les observations psychrométriques.

L'augmentation de quantité des molécules de vapeur d'eau invisible dans l'air augmente le nombre des centres de rayonnement.

L'élévation du degré d'humidité relative rapproche les centres du rayonnement formés par les molécules de vapeur d'eau invisible, et il vernit un plus grand nombre de molécules d'azote et d'oxygène, qui peuvent ainsi échanger plus facilement leur calorique entre elles et avec les corps qui sont plongés dans l'atmosphère.

Le rôle d'écran et les propriétés de facile absorption pour la chaleur et de facile rayonnement de la chaleur restent les caractéristiques de la vapeur d'eau invisible tant qu'elle n'est pas trop rapprochée des points de saturation. Si la vapeur d'eau invisible approche de la limite de tension que lui fait son degré thermométrique, une nouvelle propriété s'ajoute aux propriétés ci-dessus. Elle devient directement conductrice de la chaleur. Cette propriété conductrice est sensible quand l'humidité relative dépasse 95 centièmes. La conduction plus facile de l'air atteignant ce degré élevé de saturation accélère la déperdition de calorique pour les corps qui ont une température supérieure à celle de l'air ambiant parce que le gain par rayonnement de la vapeur d'eau invisible n'est pas un compensateur pouvant contrebalancer les pertes par rayonnement et les pertes par conduction.

Les organismes vivants ne ressentent pas de la même manière les déperditions de calorique par rayonnement et les déperditions de calorique par conduction. Ils ne réagissent pas avec la même activité devant les deux déperditions.

Les déperditions par rayonnement sont intenses dans les climats à humidité relative très basse. Cet état de composition de l'atmosphère leur donne un air vif et piquant qui provoque une réaction nerveuse très vive.

Les déperditions par conduction sont très marquées dans les climats à humidité relative très élevée. Leur air est froid et humide. Il ne réveille pas comme l'air vif et avec des réactions nerveuses compensatrices aussi franches.

La qualité de la chaleur n'est pas la même dans tous les climats. C'est encore la vapeur d'eau invisible qui intervient comme agent modificateur principal. C'est aux recherches merveilleuses de Tyndall que nous devons la constatation des influences que la vapeur d'eau invisible exerce sur la qualité de la chaleur. L'eau et la vapeur d'eau sont diathermanes pour les mêmes rayons de chaleur ; elles absorbent l'une et l'autre les mêmes rayons de chaleur, parce que la puissance d'absorption est principalement moléculaire, et les molécules conservent leur pouvoir d'absorption et leur pouvoir corrélatif de radiation lorsqu'elles changent leur mode d'agrégation. Tyndall appelle *rayons filtrés* les rayons qui ont traversé l'eau ou qui ont traversé la vapeur d'eau invisible et qui se sont séparés ainsi des rayons que l'eau et la vapeur d'eau invisible pouvaient absorber.

L'absorption par la vapeur d'eau invisible qui réalise la filtration des radiations caloriques n'est pas égale pour la chaleur obscure et pour la chaleur lumineuse. La chaleur obscure est plus facilement absorbée que la chaleur lumineuse. Cette absorption est proportionnelle à la quantité réelle de vapeur d'eau invisible. En diminuant la quantité des rayons obscurs qui arrivent à la terre, la vapeur d'eau invisible de l'atmosphère modifie la qualité de la chaleur. Les climats à grande sérénité n'ont pas la même qualité de chaleur que les climats à ciel habituellement couvert. Les personnes présentant des réactions nerveuses très vives sentent facilement la différence d'effet des deux chaleurs. L'étude des moyennes n'aurait pas pu faire découvrir toutes ces particularités physiques que démontre l'étude directe des éléments constitutifs des climats.

Quelles sont les causes qui entraînent les modifications quantitatives absolue et relative de la vapeur d'eau invisible de l'atmosphère ? Ce sont des causes matérielles qui tiennent, les unes à la nature du sol et à son état géographique, les autres à l'origine des courants qui traversent le pays.

Tous les sols n'emmagasinent pas égale quantité de chaleur, et, par conséquent, ne rayonnent pas égale quantité de chaleur. Avec la même quantité de vapeur d'eau invisible dans l'atmosphère, le sol fait des climats très différents au point de vue de l'humidité relative. Les sols qui emmagasinent facilement la chaleur font des climats secs, c'est-à-dire à humidité relative basse ou moyenne. Les sols qui emmagasinent difficilement la chaleur font des climats à humidité relative élevée, des climats humides. L'action du sol atteint son maximum d'effet par temps calme.

Les variations de l'humidité relative sont principalement de cause statique. Les variations de l'humidité absolue ou, autrement dit, les variations de quantité réelle de la vapeur d'eau invisible sont surtout d'ordre dynamique, c'est-à-dire qu'elles sont principalement sous l'influence des courants atmosphériques.

Les courants qui naissent dans les régions équatoriales océaniennes emportent de grandes masses de vapeur d'eau invisible. Ces masses de vapeur d'eau invisible diminuent par précipitations successives. La vapeur d'eau invisible a presque complètement disparu lorsqu'ils sont arrivés à l'extrémité de leur parcours, qui est marqué par les pôles de froid.

Les courants continentaux venant des régions froides et les courants continentaux venant des régions désertiques contiennent peu de vapeur d'eau invisible. Lorsqu'ils pénètrent dans un pays, ils lui apportent les caractères spécifiques que réalise constamment la faible quantité de vapeur d'eau de l'atmosphère et que nous avons énumérés dans les paragraphes antérieurs.

Les courants plongeants qui viennent des couches supérieures de l'atmosphère ont les qualités et les propriétés des courants froids à faible quantité de vapeur d'eau invisible.

Les substitutions d'atmosphère entraînent les modifications de capacité calorique et les modifications thermométriques qui sont liées à la quantité réelle de vapeur d'eau invisible et au degré d'humidité relative.

Les observations météorologiques par courant équatorial aussi bien que les observations par courants continentaux et par courants plongeants ne conservent leur individualité bien nette que si on les envisage isolément. Si on les fond dans des moyennes, leurs caractères se voilent, s'obscurcissent et finissent même par disparaître. On crée un être de raison qui n'a jamais existé.

En climatologie médicale cette fusion doit être évitée, car chaque courant a son mode spécial d'agir sur les fonctions nutritives et sur les fonctions nerveuses de l'homme. Leur action se marque d'une manière très nette sur la morbidité et sur la mortalité et sur la nature des maladies qui font varier et la morbidité et la mortalité.

C'est par les variations en quantité de la vapeur d'eau invisible que les courants atmosphériques agissent surtout sur la morbidité et sur la mortalité et sur la nature des maladies qui vont varier et morbidité et mortalité.

Lorsque l'air contient moins de cinq grammes d'eau à l'état de vapeur invisible, ce sont les maladies des voies respiratoires qui se multiplient ; et c'est par maladies de voies respiratoires aiguës que la mortalité augmente. L'accentuation de la morbidité et de la mortalité croît avec l'abaissement de la quantité de la vapeur d'eau invisible et avec la persistance de cet abaissement. Les années qui ont présenté les abaissements les plus accentués et les abaissements de plus longue durée de la vapeur d'eau invisible au-dessous de cinq grammes par mètre cube d'air atmosphérique sont les années qui ont présenté la morbidité et la mortalité les plus grandes par maladies aiguës des voies respiratoires.

Lorsque l'air contient d'une façon longtemps continue plus de quinze à seize grammes de vapeur d'eau à l'état invisible, la morbidité et la mortalité s'élèvent par maladies de voies gastro-intestinales.

Les maladies des voies respiratoires et les maladies gastro-intestinales sont à leur maximum quand l'air contient d'une manière continue plus de six grammes de vapeur d'eau invisible par mètre cube et moins de douze grammes.

C'est dans les atmosphères qui contiennent de six à douze grammes de vapeur d'eau à l'état invisible par mètre cube d'air que les échanges nutritifs présentent la régularité la plus normale et que les fonctions nerveuses ont l'équilibre le plus parfait.

En réalisant l'étude directe des éléments constitutifs des climats dans leur constitution, dans leur origine, dans leurs substitutions, dans leur évolution, dans leurs effets, la climatologie médicale arrivera à préciser quels sont les vrais climats thérapeutiques ; et comment les malades doivent vivre dans ces climats thérapeutiques pour bénéficier de la totalité de leurs bons effets, et éviter les accidents dangereux que peuvent provoquer les substitutions brusques d'air que réalisent les grands courants atmosphériques.

Par l'étude comparée de ces éléments, la spécialisation des climats se fonde sur des faits d'ordre matériel. La climatologie médicale sort de cette vague incertitude que lui laisseront toujours ces êtres de raison que le calcul crée en faisant les moyennes.

Les moyennes de la climatologie médicale sont de peu de valeur parce qu'elles additionnent et elles divisent des relevés d'observations faites dans des airs qui n'ont pas même composition et qui n'ont pas mêmes qualités et mêmes propriétés.

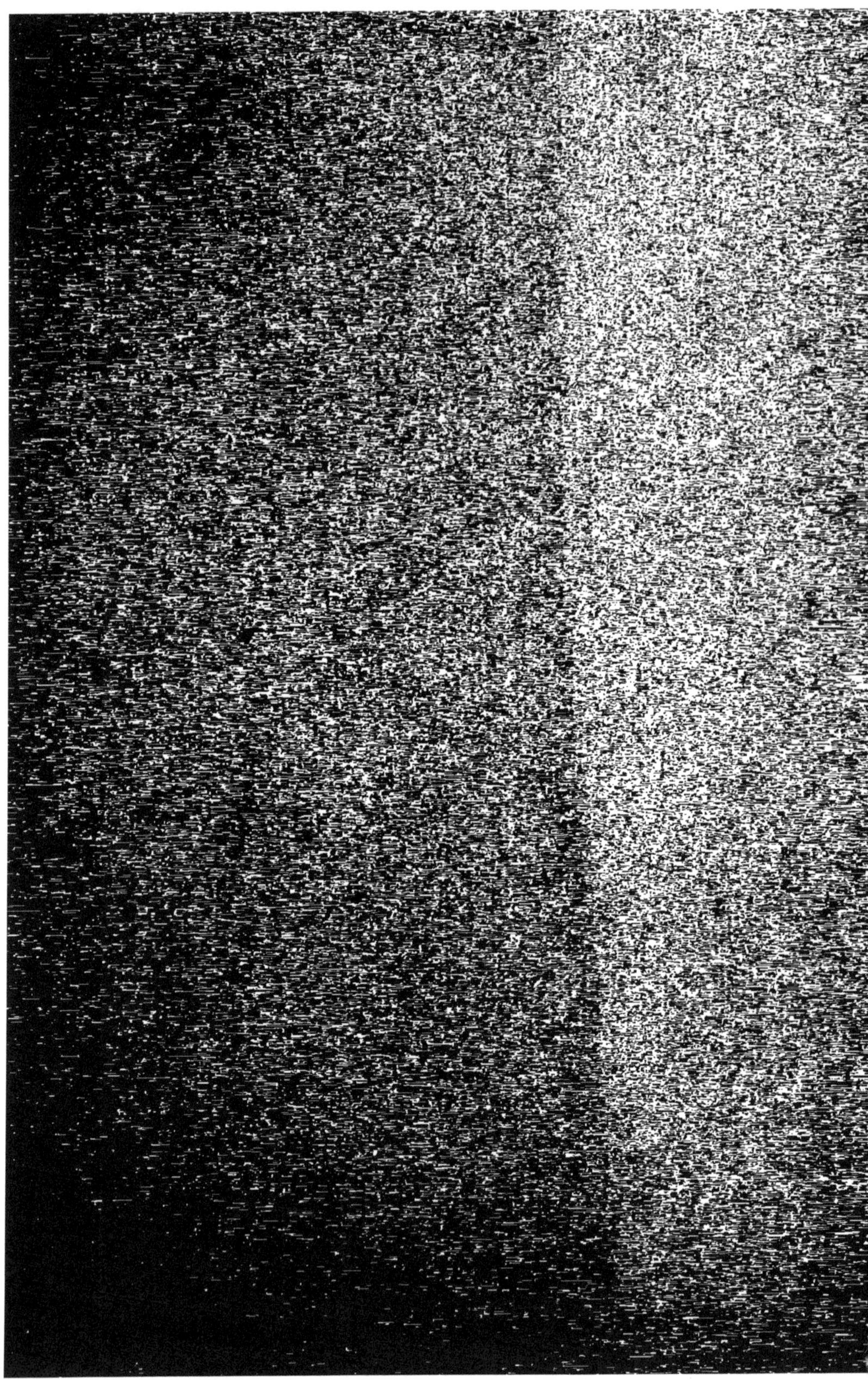

www.ingramcontent.com/pod-product-compliance
Ingram Content Group UK Ltd.
Pitfield, Milton Keynes, MK11 3LW, UK
UKHW020411250726
13967UKWH00006B/2585

9 782012 980846